BEI GRIN MACHT SICH IHR WISSEN BEZAHLT

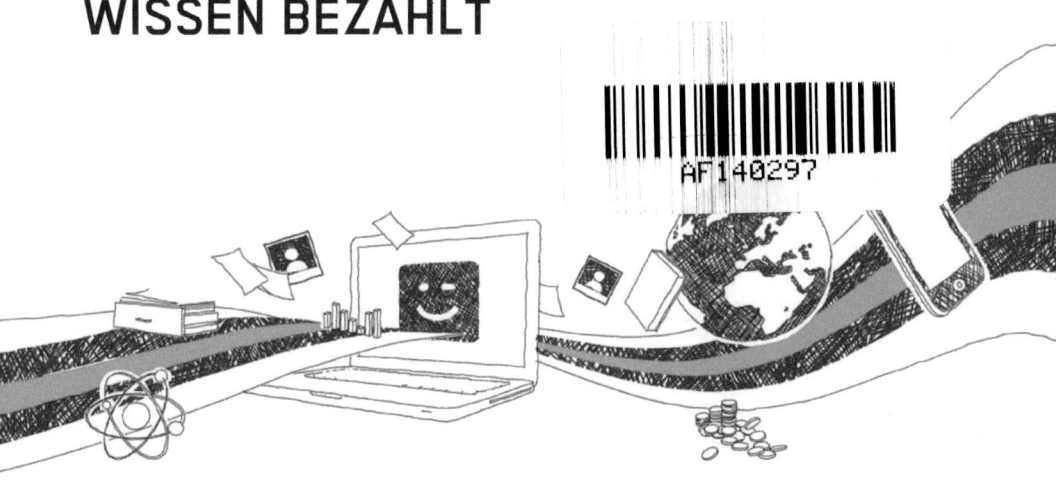

- Wir veröffentlichen Ihre Hausarbeit,
  Bachelor- und Masterarbeit

- Ihr eigenes eBook und Buch -
  weltweit in allen wichtigen Shops

- Verdienen Sie an jedem Verkauf

**Jetzt bei www.GRIN.com hochladen
und kostenlos publizieren**

Bibliografische Information der Deutschen Nationalbibliothek:

Die Deutsche Bibliothek verzeichnet diese Publikation in der Deutschen National-bibliografie; detaillierte bibliografische Daten sind im Internet über http://dnb.d-nb.de/ abrufbar.

Dieses Werk sowie alle darin enthaltenen einzelnen Beiträge und Abbildungen sind urheberrechtlich geschützt. Jede Verwertung, die nicht ausdrücklich vom Urheberrechtsschutz zugelassen ist, bedarf der vorherigen Zustimmung des Verla-ges. Das gilt insbesondere für Vervielfältigungen, Bearbeitungen, Übersetzungen, Mikroverfilmungen, Auswertungen durch Datenbanken und für die Einspeicherung und Verarbeitung in elektronische Systeme. Alle Rechte, auch die des auszugsweisen Nachdrucks, der fotomechanischen Wiedergabe (einschließlich Mikrokopie) sowie der Auswertung durch Datenbanken oder ähnliche Einrichtungen, vorbehalten.

Impressum:

Copyright © 2017 GRIN Verlag
Druck und Bindung: Books on Demand GmbH, Norderstedt Germany
ISBN: 9783668500549

Dieses Buch bei GRIN:

https://www.grin.com/document/372298

Dan Jayson Abani

Berufsunfähigkeit in der Gesundheitswirtschaft. Ein unterschätztes Risiko?

GRIN Verlag

GRIN - Your knowledge has value

Der GRIN Verlag publiziert seit 1998 wissenschaftliche Arbeiten von Studenten, Hochschullehrern und anderen Akademikern als eBook und gedrucktes Buch. Die Verlagswebsite www.grin.com ist die ideale Plattform zur Veröffentlichung von Hausarbeiten, Abschlussarbeiten, wissenschaftlichen Aufsätzen, Dissertationen und Fachbüchern.

Besuchen Sie uns im Internet:

http://www.grin.com/

http://www.facebook.com/grincom

http://www.twitter.com/grin_com

Seminararbeit
im Bachelorstudiengang Betriebswirtschaft im Gesundheitswesen
an der Hochschule für angewandte Wissenschaften Neu-Ulm

Thema
Berufsunfähigkeit in der Gesundheitswirtschaft - ein unterschätztes Risiko?

Verfasser: Dan Jayson Abani

Thema erhalten: 20.03.2017
Arbeit abgeliefert: 27.06.2017

Zusammenfassung

Die Bevölkerung Deutschlands lebt in einem Solidaritätsstaat - alle für einen und einer für alle. Ihre Sozialleistungen, die Kranken-, Arbeitslosen-, sowie die Rentenversicherung genießt hohes Ansehen in vielen anderen Ländern. Sie dienen zur Verwirklichung sozialer Gerechtigkeit, sozialer Sicherheit und insbesondere um ein menschenwürdiges Dasein zu sichern. In dieser Arbeit wird erläutert, ob sich die Bürger Deutschlands weiterhin auf die staatlichen Leistungen verlassen können. Dies wird anhand der Berufsunfähigkeit verdeutlicht. Es wird erläutert wer Anspruch auf eine Erwerbsminderungsrente hat und wie sich die Höhe dieser Rente berechnen lässt. Anschließend wird diese staatliche Vorsorge mit der privaten Berufsunfähigkeitsrente verglichen und beantwortet die Frage, ob dieses Thema unterschätzt wird.

Schlüsselwörter: Berufsunfähigkeit, Erwerbsminderungsrente, Krankheit, demografischer Wandel

Abstract

The population in Germany are living in a solidarity state - all for one and one for all. Their social welfare benefits like the health, unemployment and the pension insurance enjoy great reputation in other countries. They are used for achieving social equity, social security and furthermore to save a decent existence. This project paper discusses whether the population of Germany can continue to rely on state benefits. It will be illustrated on an example of the occupational incapacity. Who is entitled to a disability pension and how to calculate the amount of the pension are explained in this written exam. Afterwards the state benefit is compared with the private occupational incapacity insurance and answers the question of whether the issue is underestimated.

Keywords: disability pension, occupational incapacity, disease, demographic change

Inhaltsverzeichnis

Abbildungsverzeichnis

Abkürzungsverzeichnis

Ebd.   Ebenderselbe

EP   Entgeltpunkte

EUR   Euro

TNS   Taylor Nelson Sofres

Vgl.   Vergleiche

vs.   Versus

1. Einleitung

Ein Bevölkerungsrückgang in Deutschland zeichnet sich immer mehr ab. Denn mit Blick auf den demographischen Wandel lässt sich feststellen, dass im Vergleich zu der Geburtenrate, die Sterberate immer mehr steigt. So sind laut Statistischem Bundesamt nach vorläufigen Ergebnissen im Jahr 2015 737.630 Kinder in Deutschland geboren worden, wohingegen die Zahl der Verstorbenen bei 925.239 liegt. Das ergibt einen Überschuss von 187.609 Verstorbenen.[1] Trotz den statistischen Geburtenzahlen, welche eine konstante Geburtenziffer von 1,5 Kinder je Frau in den letzten Jahren belegt, wird für die Zukunft keine steigende Tendenz festgestellt.[2] Das führt dazu, dass der Unterschied zwischen dem Rückgang der Neugeborenen und Sterbenden so schnell nicht aufgehoben werden kann. Im Zuge der immer älter werdenden Bevölkerung zieht der demographische Wandel auch einige Probleme und Herausforderungen nach sich.

Weniger Beitragszahler als Rentenempfänger bedeutet, dass das Rentensystem langfristig nicht mehr finanzierbar ist. Ein Grund warum der Staat Reformen wie Rentenkürzungen oder Erhöhung der Renteneintrittsalter verabschiedet. Gleichzeitig distanziert er sich immer mehr aus der Altersvorsorge beziehungsweise der allgemeinen Versorgung.

Dies liefert den Ansatzpunkt für die nun folgende Arbeit. Denn es rückt die Frage in den Mittelpunkt, ob die Vorsorge für den riskanten Fall der Berufsunfähigkeit unterschätzt wird?

Um einen sinnvollen argumentativen Aufbau der Arbeit zu erhalten wird im anschließenden Kapitel zuerst auf die staatlichen Regularien bezüglich Berufs- beziehungsweise Erwerbsunfähigkeit eingegangen. Danach werden die Unterscheidung der Kategorien, sowie die Berechnung der Erwerbsunfähigkeitsrente erläutert. Das dritte Kapitel vergleicht die private Berufsunfähigkeitsversicherung mit der staatlichen Erwerbsminderungsrente und ist somit Schwerpunkt dieser Arbeit. Dort werden die Beweggründe gegen den Abschluss einer privaten Vorsorge, sowie die Frage, ob eine Notwendigkeit besteht, abgehandelt. Abschließend dieser Arbeit folgt eine

---

[1] Vgl. Statistisches Bundesamt: 2015: Mehr Geburten, Sterbefälle und Eheschließungen. (2016) [online] https://www.destatis.de/DE/PresseService/Presse/Pressemitteilungen/2016/06/PD16_225_126.html [12.06.2017].
[2] Vgl. Statistisches Bundesamt: Geburtenziffer 2015: Erstmals seit 33 Jahren bei 1,50 Kindern je Frau. (2016) [online] https://www.destatis.de/DE/PresseService/Presse/Pressemitteilungen/2016/10/PD16_373_126.html [12.06.2017].

Schlussbetrachtung. Hier wird das Zentrale der Arbeit nochmals zusammengefasst und ein Ausblick gegeben, wie sich das Thema Berufsunfähigkeit zukünftig weiterentwickelt.

2. Die gesetzliche Regelung der Erwerbsminderung

Die Bezeichnungen Erwerbsunfähig-, sowie Berufsunfähigkeit wurden durch den Begriff der Erwerbsminderung am 1. Januar 2001 ersetzt.[3] Als erwerbsgemindert gelten Personen, die wegen Krankheit oder Behinderung auf absehbarer Zeit nicht in der Lage sind, eine Erwerbstätigkeit in gewisser Regelmäßigkeit auszuüben, Arbeitsentgelt oder Arbeitseinkommen zu erzielen. Heutzutage regelt der Staat mithilfe des Paragraphen 43 im Sechsten Buch des Sozialgesetzbuches, wer Anspruch auf eine sogenannte Erwerbminderungsrente hat. Demnach gehört zu den allgemeinen Voraussetzungen, dass man die Regelaltersgrenze noch nicht erreicht hat. Außerdem gilt der Grundsatz „Reha vor Rente". Das heißt, zunächst wird geprüft, ob man die Erwerbsfähigkeit durch medizinische oder berufliche Rehabilitation wiederherstellen werden kann und man somit danach wieder in der Lage ist, den Lebensunterhalt selbst zu bestreiten.[4] Zudem müssen die Antragstellerin beziehungsweise der Antragsteller, mindestens fünf Jahre vor Eintritt der Erwerbsminderung, auch allgemeine Wartezeit genannt, pflichtversichert gewesen sein. Die Belege von Pflichtbeiträgen für eine versicherte Beschäftigung oder Tätigkeit der letzten drei Jahre sind vorzuweisen.[5] Neben den versicherungsrechtlichen Voraussetzungen sind ebenso die medizinischen Voraussetzungen für den Erhalt der Erwerbsminderungsrente relevant. Sie sind dann erfüllt, wenn man wegen Krankheit oder Behinderung nicht mehr in der Lage ist mindestens sechs Stunden täglich arbeiten zu können. Allerdings zählt hierfür nicht nur der erlernte Beruf, sondern auch alle anderen Tätigkeiten. „Den Zeitpunkt, wann eine volle oder teilweise Erwerbsminderung im Sinne der gesetzlichen Rentenversicherung vorliegt, bestimmt der Rentenversicherungsträger ggf. nach Begutachtung durch den Sozialmedizinischen Dienst oder einen anderen Gutachter mit der erforderlichen sozialmedizinischen Sachkunde."[6]

---

[3] Vgl. Wegweiser Berufsunfähigkeitsversicherung (2009): Begriffserklärung: Erwerbsminderung - Berufsunfähigkeit – Erwerbsunfähigkeit, [online] http://www.wegweiser-berufsunfaehigkeitsversicherung.de/artikel/id/3 [10.06.2017].
[4] Vgl. Deutsche Rentenversicherung Bund von (2016): Nicht erwerbsfähig – trotzdem versorgt, in: Erwerbsminderungsrente: Das Netz für alle Fälle, Nr. 201, S. 4.
[5] Vgl. § 43 SGB VI.
[6] Vgl. Beauftragte der Bundesregierung für die Belange von Menschen mit Behinderungen: Renten wegen Erwerbsminderung [online] http://www.behindertenbeauftragte.de/DE/Themen/Soziales/Renten/Erwerbsminderungsrente/Erwerbsmi nderungsrente.html;jsessionid=CC0AA3DCD9AA18D09CC43AA5B06CFE61.2_cid355?nn=1829200#d oc1829202bodyText2 [10.06.2017].

2.1 Die Unterscheidung der drei Kategorien

Mithilfe der medizinischen Unterlagen prüft die deutsche Rentenversicherung dann in welcher der drei folgenden Kategorien eine Antragstellerin beziehungsweise ein Antragsteller eingestuft wird.

„Voll erwerbsgemindert sind Versicherte, die wegen Krankheit oder Behinderung auf nicht absehbare Zeit außerstande sind, unter den üblichen Bedingungen des allgemeinen Arbeitsmarktes mindestens drei Stunden täglich erwerbstätig zu sein."[7]

„Teilweise erwerbsgemindert sind Versicherte, die wegen Krankheit oder Behinderung auf nicht absehbare Zeit außerstande sind, unter den üblichen Bedingungen des allgemeinen Arbeitsmarktes mindestens sechs Stunden täglich erwerbstätig zu sein."[8]

Zu den nicht erwerbsgeminderten gehören wiederum Versicherte, die unter den üblichen Bedingungen des allgemeinen Arbeitsmarktes mindestens sechs Stunden täglich erwerbstätig sein können. Dabei wird die jeweilige Arbeitsmarktlage, wie bereits erwähnt, nicht berücksichtigt.

Abbildung 1: Bildliche Darstellung der drei Kategorien im Überblick

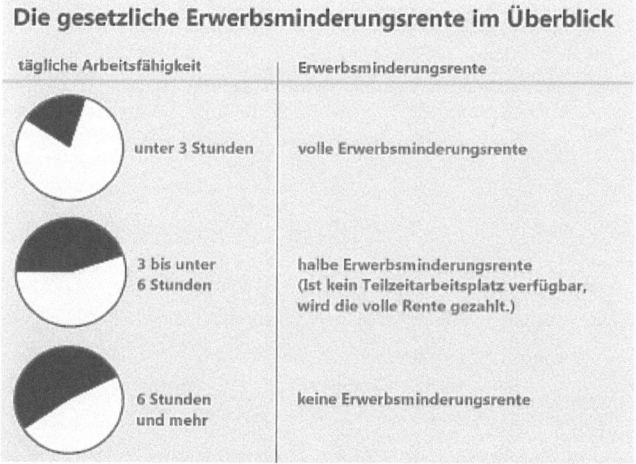

Die gesetzliche Erwerbsminderungsrente im Überblick

tägliche Arbeitsfähigkeit	Erwerbsminderungsrente
unter 3 Stunden	volle Erwerbsminderungsrente
3 bis unter 6 Stunden	halbe Erwerbsminderungsrente (Ist kein Teilzeitarbeitsplatz verfügbar, wird die volle Rente gezahlt.)
6 Stunden und mehr	keine Erwerbsminderungsrente

(Quelle: www.berufsunfaehigkeitsversicherung-sofort-vergleich.de/erwerbsminderungsrente)

---

[7] § 43 SGB VI Abs. 2.
[8] § 43 SGB VI Abs. 1.

2.2 Die Berechnung der Erwerbminderungsrente

Die Höhe der Erwerbminderungsrente lässt sich mathematisch, ähnlich wie die Altersrente errechnen. Allerdings ist sie sehr individuell, da zum einen nicht jeder die gleichen persönlichen Entgeltpunkte, da dies durch den Jahresverdienst variiert (derzeit 1 EP = 36.267 EUR), besitzt und zum anderen die aktuellen Rentenwerte je nach Bundesland unterschiedlich sind. Zudem lässt sich feststellen, dass diese Werte jährlich an die Entwicklung der Löhne und Gehälter angepasst werden. Hinzuzufügen ist, dass der Wert der Rentenfaktor sich automatisch auf 1,0 beläuft, wenn man den Zuspruch der Erwerbminderungsrente bekommt. Somit lautet die mathematische Formel für die Berechnung der Bruttoerwerbminderungsrente: Monatliche Bruttorente = Persönliche Entgeltpunkte x Rentenartfaktor x Aktueller Rentenwert.[9] Außerdem sind Abschläge zu berechnen, wenn die Rente vor der maßgeblichen Altersgrenze beginnt. Für jeden Monat, den ein Versicherter früher in die Rente geht, beträgt der Abschlag derzeit 0,30 Prozent, allerdings jedoch maximal 10,80 Prozent.

Abbildung 2: Rente bei voller Erwerbsminderung

Ein Versicherter mit ... Versicherungs-jahren*	bei einem insge-samt unterdurch-schnittlichen Verdienst (70 % vom Durchschnitt = 0,7 EP)	bei einem insge-samt durchschnitt-lichen Verdienst (100 % vom Durchschnitt = 1,0 EP)	bei einem insge-samt überdurch-schnittlichen Verdienst (130 % vom Durchschnitt = 1,3 EP)
alte Bundesländer			
25	532,88 Euro	761,25 Euro	989,63 Euro
30	639,45 Euro	913,50 Euro	1 187,55 Euro
35	746,03 Euro	1 065,75 Euro	1 385,48 Euro
40	852,60 Euro	1 218,00 Euro	1 583,40 Euro
45	959,18 Euro	1 370,25 Euro	1 781,33 Euro
neue Bundesländer			
25	501,55 Euro	716,50 Euro	931,45 Euro
30	601,86 Euro	859,80 Euro	1 117,74 Euro
35	702,17 Euro	1 003,10 Euro	1 304,03 Euro
40	802,48 Euro	1 146,40 Euro	1 490,32 Euro
45	902,79 Euro	1 289,70 Euro	1 676,61 Euro

Die Werte sind bis zum 30. Juni 2017 gültig. Die ermittelten Beträge basieren auf dem aktuellen Rentenwert von 30,45 EUR beziehungsweise von 28,66 EUR Rentenwert (Ost). Sie vermindern sich bei einem Rentenbeginn vor Vollendung des 65. Lebensjahres mit einer gleitenden Übergangsregelung um einen individuellen Abschlag (maximal 10,8 %).

(Quelle: Erwerbsminderungsrente: Das Netz für alle Fälle, Nr. 201, S. 14)

---

[9] Vgl. Deutsche Rentenversicherung Bund von (2016): Nicht erwerbsfähig – trotzdem versorgt, in: Erwerbsminderungsrente: Das Netz für alle Fälle, Nr. 201, S. 13.

3. Staatliche Erwerbminderungsrente vs. Private Berufsunfähigkeitsversicherung

Anhand des vorangegangenen Kapitels lässt sich nun feststellen, dass für die Berechnung der Erwerbminderungsrente, die verdienten persönlichen Entgeltpunkte eine wichtige Rolle spielen. Dies bedeutet, je mehr Entgeltpunkte, umso mehr Erwerbminderungsrente. Je mehr Jahresverdienst, desto mehr dieser Punkte. Nun ist zu untersuchen, ob auch jeder Bürger in Deutschland tatsächlich so viel verdient, um sich keine Sorgen bezüglich der Erwerbminderungsrente machen zu müssen.

Laut einer Statistik der Bundesagentur für Arbeit verdiente im Jahr 2015 jeder dritte Vollzeitarbeitnehmer monatlich lediglich 2.400 Euro brutto oder weniger.[10] „Das deutsche Durchschnittsgehalt für Vollzeitbeschäftigte liegt bei knapp über 3.000 Euro."[11] Nimmt man diese Werte für die Umrechnung der Entgeltpunkte, bedeutet dies für das deutsche Durchschnittsgehalt von 3.000 Euro, dass pro Jahr 0,99 Entgeltpunkte einem Bürger zugerechnet werden. Bei 2.400 sind es lediglich 0,79 Entgeltpunkte. Nimmt man diese 0,79 Entgeltpunkte ergibt dies, anhand der mathematischen Formel für die Berechnung der Bruttoerwerbminderungsrente, bei 40 Versicherungsjahren und abzüglich 10,80 Prozent für einen Versicherten in der Kategorie <u>voll erwerbsgemindert</u>, ein monatlicher Betrag von 858,30 Euro. Wovon noch die Krankenkassenbeiträge entrichtet werden müssen. Somit entsteht im Vergleich zum bisherigen Nettoeinkommen eine enorme Versorgungslücke von beispielsweise 1.541,70 Euro.[12] Das entspricht gerade einmal circa 35% des vorherigen Bruttolohns. Da die Erwerbminderungs- sowie die Altersrente als Einkünfte gezählt werden, sind diese auch noch zu versteuern. „Wer z.B. im Jahr 2017 erstmalig eine EM-Rente bezieht, muss 74 Prozent der Rente versteuern. […] Der steuerpflichtige Anteil gilt für die gesamte Dauer des Rentenbezugs. Ab dem Jahr 2040 muss die Rente komplett versteuert werden."[13] Für Versicherte, die in die Kategorie <u>teilweise erwerbsgemindert</u> eingestuft werden, gilt die Erwerbsminderungsrente als Zeitrente und ist somit eine befristete Rente für längstens drei Jahre. Sollte sich der Gesundheitszustand in diesem Zeitraum nicht verbessern,

---

[10] Philine Lietzmann, Focus (2017): Jeder dritte Deutsche verdient unter 2400 Euro: So ungleich sind die Einkommen verteilt, [online] http://www.focus.de/finanzen/news/arbeitsmarkt/grosse-gehaltsauswertung-jeder-dritte-verdient-weniger-als-2400-euro-so-ungleich-sind-die-einkommen-verteilt_id_6603710.html [11.06.2017].
[11] Ebd.
[12] Vgl. cecu.de GmbH: Erwerbsminderungsrente, [online] https://www.cecu.de/erwerbsminderungsrente.html [11.06.2017].
[13] Ebd.

besteht eine Verlängerung der bisherigen Zahlungen. Diese erfolgt bis zu jeweils drei weiteren Jahren. Jedoch sind die Zahlungen, ab diesem Zeitraum, auf maximal neun Jahre beschränkt. Danach findet eine Bewilligung der Erwerbminderungsrente als Dauerrente statt. Für Antragsteller und Antragstellerinnen in der Kategorie voll erwerbsgemindert dagegen wird die Rente von Beginn an als Dauerrente gewährt.[14] Es lässt sich feststellen, dass für viele Erwerbminderungsrentner eine sehr große Versorgungslücke entsteht. Deshalb wird vom Gesetzgeber das Hinzuverdienen erlaubt. Jedoch sind hierfür Verdienstgrenzen zu beachten, da sonst Kürzungen der Rentenbezüge drohen könnten.

3.1 Die Gründe gegen den Abschluss einer Berufsunfähigkeitsversicherung

Hat man das System verstanden und reflektiert diesen, anhand der eigenen Arbeits-beziehungsweise Finanzsituation, lässt sich für manchen ein schockierender Befund feststellen – „[k]rank sein macht arm".[15]

Kaum jemand möchte sich mit dem Gedanken beschäftigen, wie es wäre, berufsunfähig zu sein. Doch ungefähr 7,8 Millionen Arbeitnehmer sind betroffen. Da nur circa 50% von ihnen privat gegen eine Berufsunfähigkeit versichert sind, sind sie auf die staatliche Absicherung angewiesen – „[viele von ihnen] stehen dann vor den Scherben ihrer Existenz: Sie können ihren Lebensstandard nicht halten, womöglich das Haus nicht abbezahlen, die Altersvorsorge nicht weiter aufbauen, die Kinder nicht wie geplant unterstützen."[16] Doch was sind die Gründe gegen diese bedeutende Absicherung? Laut den Umfragen des Meinungsforschungsinstituts TNS Infratest sind es drei Hauptgründe: Falsches Alter, hohe Kosten und vor allem das unterschätzte Risiko. Ein Großteil der Befragten sind der Meinung, das falsche Alter für den Abschluss einer Berufsunfähigkeitsversicherung zu haben. Manche zu alt, die anderen zu jung. Allerdings gilt bei fast allen Assekuranzen je jünger und gesünder der Kunde, desto günstiger sind die monatlichen Beiträge und desto mehr Leistungen können in Anspruch genommen

---

[14] Vgl. Beauftragte der Bundesregierung für die Belange von Menschen mit Behinderungen: Renten wegen Erwerbsminderung [online]
http://www.behindertenbeauftragte.de/DE/Themen/Soziales/Renten/Erwerbsminderungsrente/Erwerbsmi nderungsrente.html;jsessionid=CC0AA3DCD9AA18D09CC43AA5B06CFE61.2_cid355?nn=1829200#d oc1829202bodyText2 [10.06.2017]
[15] Melanie Rübartsch, Focus: Berufsunfähigkeitsversicherung Das unterschätzte Risiko, [online]
http://www.focus.de/finanzen/versicherungen/berufsunfaehigkeit/berufsunfaehigkeitsv ersicherung-das-unterschaetzte-risiko_aid_11146.html [11.06.2017]
[16] Vgl. Marina Engler, Süddeutsche Zeitung: Warum ist die Berufsunfähigkeitsversicherung so wichtig? (2014), [online] http://www.sueddeutsche.de/geld/versicherung-warum-ist-eine-berufsunfaehigkeitsversicherung-so-wichtig-1.2177439#redirectedFromLandingpage [11.06.2017]

werden.[17] Für andere hingegen sind solche Versicherungen zu teuer, da sich die Versicherer den Berufsunfähigkeitsschutz abhängig von Alter, derzeitige berufliche Tätigkeit, aktuelle Gesundheit und Hobbies unwiderlegbar sehr gut bezahlen lassen.[18] Doch weitaus wichtiger ist der Grund, dass viele Personen den Sachverhalt nicht ernst nehmen. „Vor allem Aussagen, wie "Mich trifft's schon nicht", "Ich habe noch Rücklagen" und "Ich kann auch in einem anderen Job arbeiten", sprechen dafür, dass viele das Risiko und die Konsequenzen einer Berufsunfähigkeit unterschätzen."[19]

3.2 Die private Absicherung ist ein absolutes Muss

Ein Akademiker, der beispielsweise aufgrund eines Burnouts nicht mehr in seinem Berufsfeld arbeiten kann, wird erfahrungsgemäß in einem anderen Tätigkeitsfeld erheblich weniger Gehalt verdienen. Somit kann man sagen, dass eine private Absicherung ein absolutes Muss ist, um nicht in große finanzielle Schwierigkeiten zu geraten. Nicht nur wegen den wesentlich höheren Berufsunfähigkeitsrenten, sondern auch insbesondere wegen der gemilderten abstrakten Verweisung auf einen anderen Beruf. In den Vertragsklauseln heißt es, dass der Versicherte nur dann eine andere Tätigkeit in einem anderen Berufsgebiet annehmen muss, wenn das Verdienstniveau sich ähnlich gestaltet.

---

[17] Vgl. Marina Engler, Süddeutsche Zeitung: Warum ist die Berufsunfähigkeitsversicherung so wichtig? (2014), [online] http://www.sueddeutsche.de/geld/versicherung-warum-ist-eine-berufsunfaehigkeitsversicherung-so-wichtig-1.2177439#redirectedFromLandingpage [11.06.2017]
[18] Ebd.
[19] Ebd.

4. Schlussbetrachtung

Zusammenfassend lässt sich sagen, dass das Thema Berufsunfähigkeit sehr komplex ist. Für den Anspruch der staatlichen Absicherung namens Erwerbminderungsrente werden versicherungsrechtliche, sowie medizinische Voraussetzungen geprüft. Demnach erfolgt eine Kategorisierung, ob ein Antragsteller beziehungsweise eine Antragstellerin als voll erwerbsgemindert, teilweise erwerbsgemindert oder nicht erwerbsgemindert eingestuft wird. Für die Höhe der Erwerbminderungsrente sind der aktuelle Rentenwert, die Abschläge, sowie die persönlichen Entgeltpunkte relevant. Diese Rente ist ein schockierender Befund für die Bevölkerung, da sie aufzeigt wie groß die Versorgungslücke für einen wäre beziehungsweise ist. Somit kann bewiesen werden, dass eine private Vorsorge ein absolutes Muss ist. Jedoch wird dieses Thema fahrlässig unterschätzt. Gründe dafür sind ausbleibende Aufklärungen der Bevölkerung durch den Staat und die fehlende Selbstinitiative der Bürger.

Da das staatliche Vorsorgesystem, insbesondere aufgrund des demografischen Wandels nicht mehr funktioniert, ist anzunehmen, dass der Staat noch mehr Reformen einführen wird. Diese werden die Probleme jedoch nicht lösen, sondern vielmehr die Auswirkungen verzögern. Somit ist unwiderlegbar, dass eine private Vorsorge notwendig ist, um sich gegen die Altersarmut zu sichern.

Literaturverzeichnis

Primärliteratur
- § 43 SGB VI.
- § 43 SGB VI Abs. 1.
- § 43 SGB VI Abs. 2.
- § 44 SGB VI.

Sekundärliteratur
- Deutsche Rentenversicherung Bund von (2016): Nicht erwerbsfähig – trotzdem versorgt, in: Erwerbsminderungsrente: Das Netz für alle Fälle, Nr. 201, S.4+13.

Internetressourcen
- Beauftragte der Bundesregierung für die Belange von Menschen mit Behinderungen: Renten wegen Erwerbsminderung [online] http://www.behindertenbeauftragte.de/DE/Themen/Soziales/Renten/Erwerbsminder ungsrente/Erwerbsminderungsrente.html;jsessionid=CC0AA3DCD9AA18D09CC4 3AA5B06CFE61.2_cid355?nn=1829200#doc1829202bodyText2 [10.06.2017].

- cecu.de GmbH: Erwerbsminderungsrente, [online] https://www.cecu.de/erwerbsminderungsrente.html [11.06.2017].

- Engler, Marina: Süddeutsche Zeitung: Warum ist die Berufsunfähigkeitsversicherung so wichtig? (2014), [online] http://www.sueddeutsche.de/geld/versicherung-warum-ist-eine-berufsunfaehigkeitsversicherung-so-wichtig-1.2177439#redirectedFromLandingpage [11.06.2017].

- Lietzmann, Philine: Focus (2017): Jeder dritte Deutsche verdient unter 2400 Euro: So ungleich sind die Einkommen verteilt, [online] http://www.focus.de/finanzen/news/arbeitsmarkt/grosse-gehaltsauswertung-jeder-dritte-verdient-weniger-als-2400-euro-so-ungleich-sind-die-einkommen-verteilt_id_6603710.html [11.06.2017].

- Rübartsch, Melanie: Focus: Berufsunfähigkeitsversicherung Das unterschätzte Risiko, [online] http://www.focus.de/finanzen/versicherungen/berufsunfaehigkeit/berufsunfaehigkeit /berufsunfaehigkeitsversicherung-das-unterschaetzte-risiko_aid_11146.html [11.06.2017].

- Statistisches Bundesamt: Geburtenziffer 2015: Erstmals seit 33 Jahren bei 1,50 Kindern je Frau, (2016) [online] https://www.destatis.de/DE/PresseService/Presse/Pressemitteilungen/2016/10/PD16 _373_126.html [12.06.2017].

- Statistisches Bundesamt: 2015: Mehr Geburten, Sterbefälle und Eheschließungen, (2016) [online] https://www.destatis.de/DE/PresseService/Presse/Pressemitteilungen/2016/06/PD16 _225_126.html [12.06.2017].

- Wegweiser   Berufsunfähigkeitsversicherung   (2009):   Begriffserklärung: Erwerbsminderung - Berufsunfähigkeit – Erwerbsunfähigkeit, [online] http://www.wegweiser-berufsunfaehigkeitsversicherung.de/artikel/id/3 [10.06.2017].

Anhang Prüfungsleistung der Empirischen Sozialforschung

Hypothese	Der Abschluss einer privaten Berufsunfähigkeitsversicherung sichert im Falle einer vollen Erwerbsminderung gegen Altersarmut.				
Gegenstandsbenennung	Die Hypothese gilt für alle Arbeitnehmer in Deutschland.				
Begriffe und deren Definition	Aktueller Rentenwert	Entgeltpunkte	Abschlag	Private Berufsunfähigkeit	Zahlenkosmetik
Variablen	Altersarmut				
Indikatoren	Wohnort	Anzahl	Anzahl	Wert	Wert

Anhang Prüfungsleistung der Empirischen Sozialforschung

Hypothese

Der Abschluss einer privaten Berufsunfähigkeitsversicherung sichert im Falle einer vollen Erwerbsminderung gegen Altersarmut.

Gegenstandsbenennung

Die Hypothese gilt für alle Arbeitnehmer in Deutschland.

Methodenwahl

Es wird ein Fragebogen zur Forschung der Hypothese angefertigt.

Definition und Begründung für die Wahl der Erhebungsform

Es wird ein kollektiver Fragebogen erstellt, der für alle Arbeitnehmer in Deutschland besonders gut geeignet ist. Der Fragebogen ist für die Befragten sehr leicht zu verstehen, da er sehr übersichtlich und einheitlich ist. Zudem sind es keine komplizierten Fragen. Mithilfe der gesetzlichen Rechenfaktoren sind die Fragebögen schnell und simpel auswertbar. Außerdem sind Anpassungen der Faktoren schnell durchgeführt, sollte man den Fragebogen zu einem späteren Zeitpunkt nochmal benutzen wollen. Durch die Anonymität sind sehr wahrheitsgetreue Antworten zu erwarten. Das Resultat soll die Versorgungslücke aufzeigen.

Mögliche Probleme

Da die Resultate sehr individuell sind, müssen die Befragten alle Fragen wahrheitsgetreu beantworten. Ist dies nicht der Fall, besteht ein sehr hohes Risiko für eine falsche Prognose. Die persönlichen Lohnentwicklungen, die Besteuerung, sowie der Beitrag für die Krankenkasse werden nicht berücksichtigt, sodass das Ergebnis lediglich zur groben und gegenwärtigen Veranschaulichung dient.

Grundidee der Fragen

Bei der ersten Frage soll ermittelt werden, welche der beiden aktuellen Rentenwerte (30,45 EUR alte Bundesländer oder 28,66 EUR neue Bundesländer) als Basis für die Berechnung gilt. Mithilfe der nächsten Frage soll die Anzahl der möglichen jährlichen Entgeltpunkte ermittelt werden (1 EP = 36.267 EUR), danach wird dieser Wert mit den Beschäftigungsjahren multipliziert. Anhand der vierten Frage soll festgestellt werden, wie hoch die Abschläge wären (für jeden Monat, den ein Befragter früher in die Rente geht 0,30% - maximal 10,80%). Durch die fünfte Frage wird ermittelt, ob ein anderer Betrag für die Prognose relevanter ist, als die sogenannte Erwerbminderungsrente. Die letzten drei Fragen sollen lediglich der Zahlenkosmetik dienen. Das Ergebnis soll mit dem jetzigen Bruttolohn/-gehalt verglichen, um die Versorgungslücke aufzuzeigen. Notfalls mit dem derzeitigen Existenzminimum von monatlich 735 EUR verglichen werden.

Fragebogen für die Prognose der Altersarmut im Falle der vollen Erwerbsminderung

1. Wohnort (Postleitzahl & Ort)?

2. Wie hoch ist Ihr derzeitiges monatliches Bruttolohn/-gehalt?

3. Seit wie vielen Jahren gehen Sie einer Beschäftigung in Vollzeit nach?

4. Wann sind Sie geboren (Tag. Monat. Jahr)?

5. Sind Sie gegen eine Berufsunfähigkeit privat versichert? Wenn ja, wie hoch wäre Ihre BU-Rente?

6. Erhalten Sie Mieteinahmen?

7. Gehen Sie einer Nebentätigkeit (maximal 450,- EUR monatlich)?

8. Wie hoch sind Ihre Rücklagen?

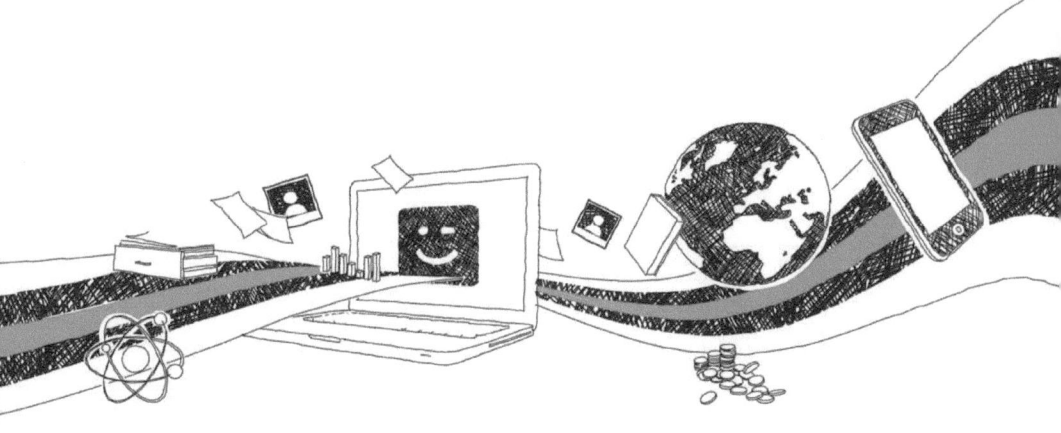
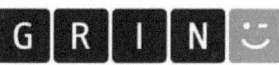